DES

MALADIES DES YEUX

ET DE LEUR TRAITEMENT

PAR L'EMPLOI DES VERRES COMBINÉS

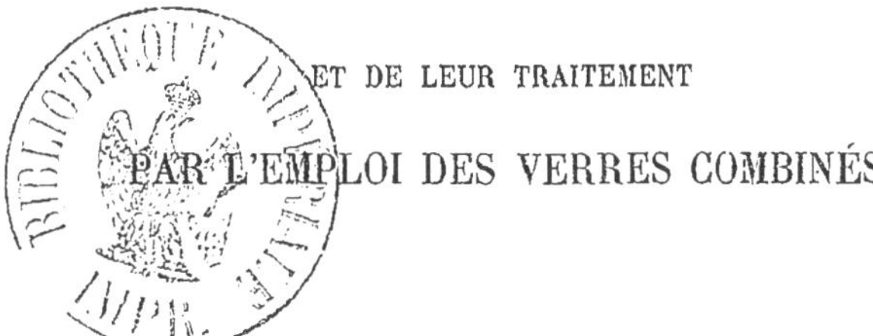

PHILIPPE.　　　　　　　　　　　　　1

Corbeil, typ. et stér. de CRÉTÉ.

DES

MALADIES DES YEUX

ET

DE LEUR TRAITEMENT

PAR L'EMPLOI DES VERRES COMBINÉS

PAR

HENRY PHILIPPE (DE LONDRES)

OCULISTE-OPTICIEN DE LA FACULTÉ DE MÉDECINE DE MONTPELLIER.

TROISIÈME ÉDITION.

A PARIS

CHEZ J. B. BAILLIÈRE ET FILS

ÉDITEURS, RUE HAUTEFEUILLE, 19

1865

A MON AMI

A. ALQUIÉ

PROFESSEUR DE CLINIQUE CHIRURGICALE A LA FACULTÉ DE MÉDECINE
DE MONTPELLIER,

CHIRURGIEN EN CHEF DE L'HÔTEL-DIEU SAINT-ÉLOI,

LAURÉAT DE L'ACADÉMIE DE MÉDECINE DE PARIS,

MEMBRE DE LA SOCIÉTÉ DE CHIRURGIE DE PARIS,

CHEVALIER DE LA LÉGION D'HONNEUR, ETC.,

Qui m'a aidé de ses lumières et encouragé de ses conseils.

Henry PHILIPPE.

MALADIES DES YEUX

ET DE LEUR TRAITEMENT

PAR L'EMPLOI DES VERRES COMBINÉS.

Oculos habent, et non vident.
(Paraphr. du ps. cxiii.)

MALADIES DE L'OEIL EN GÉNÉRAL.

I

De toutes les maladies auxquelles l'homme est sujet, il n'en est guère dont il se préoccupe autant et dont il s'afflige davantage que de celles qui affectent en lui l'organe de la vision, qui, s'il est le plus précieux, le plus essentiel, est aussi, il faut bien le reconnaître, le plus faible, le plus délicat, le plus exposé aux accidents, aux lésions et à toutes les causes d'altération et d'infirmités.

Aussi, soit à raison de la variété des symptômes qu'elles présentent, soit à cause de l'importance de la fonction qu'elles menacent, les maladies de l'œil ont paru de tout temps exiger le concours d'un praticien spécial. .

L'étude d'un organe aussi complexe et aussi délicat, les difficultés qu'offre son examen, la nécessité d'y saisir rapidement une foule de détails qui peuvent échapper à une investigation insuffisamment exercée, justifient à tous égards cette préférence.

Dès lors, il était naturel et nécessaire que l'ART DE GUÉRIR, *l'Ophthalmologie*, vînt occuper une place importante, en harmonie avec les besoins nombreux qu'elle est appelée à satisfaire. Mais, quelles que soient les ressources propres à toute science, elles ont néanmoins leurs limites, et restent souvent impuissantes ou inefficaces par elles-mêmes, en présence des bizarreries ou des caprices de la nature, si on n'invoque à leur aide les ressources qui sont devenues le complément indispensable de cette science.

Cette vérité incontestable a tracé la direction des travaux de toute notre vie.

II

La pauvreté des moyens de la thérapeutique oculaire fait du traitement des maladies de l'œil un art presque toujours manuel et chirurgical; de là, des revers trop fréquents et trop chèrement achetés. — Sans parler des prétendus spécialistes qui répondent à la crédulité des malades en leur enduisant l'œil d'une pommade de leur invention, ou en y instillant un collyre dont ils ont le secret, on peut dire que, chez ceux-là mêmes qu'on révère comme les princes de la science, les moyens thérapeutiques sont aussi insuffisants que limités.

Pendant dix années qu'attentif au chevet du malade, nous avons suivi les cliniques de l'*Hôtel-Dieu* de Montpellier, nos études se rapportaient spécialement aux maladies des yeux, et, en présence d'un si grand nombre de lésions, d'affections et de difformités variées, en présence des traitements que l'*ophthalmologie* pouvait fournir pour les affaiblir, les calmer ou les guérir, nous avons entrevu toute une branche nouvelle de guérison dans L'EMPLOI CURATIF DES VERRES COM-

BINÉS, et nous n'avons pas hésité à l'embrasser avec ardeur et dévouement, tout en réservant en dehors de notre spécialité celles de ces affections (telles que la *cataracte*, la *fistule lacrymale*, l'*iritis*, etc.), qui demandent un traitement exclusivement médical ou chirurgical : car ce n'était pas une rivalité que nous prétendions élever au préjudice de la science médicale, nous venions plus modestement lui fournir des moyens curatifs mécaniques pour divers cas où elle est impuissante ou inefficace (tels que la *myopie*, la *presbytie*, la *diplopie*, l'*héméralopie*, l'*amaurose*, la *nyctalopie* et la plupart des maladies dynamiques de l'organe visuel).

III

Depuis longtemps, en présence de cas où les fonctions seules de l'œil étaient suspendues, diminuées, paraissaient abolies, et contre lesquels nous avons vu la médecine impuissante, nous avons pensé que la cause du mal pouvait se trouver dans la direction vicieuse des rayons lumineux.

Si notre idée était juste et fondée, la guérison

devait résulter de la rectification de cette direction vicieuse; or cette rectification pouvait-elle être obtenue par la combinaison des verres suivant les lois de la dioptrique? Tel est le problème que nous nous proposâmes et que nous eûmes le bonheur de résoudre ; tel est le grand but vers lequel nous tendions, et que nous avons heureusement atteint.

On comprend facilement par quel nombre infini d'essais infructueux et dispendieux il nous a fallu passer pour arriver aux résultats que nous avons obtenus. La recherche des foyers variés de différentes courbures de verres et une foule d'autres combinaisons nous ont occupé pendant plusieurs années, avant de voir nos efforts et nos sacrifices couronnés par le succès.

I

La nature de ce travail, qui n'est qu'un simple précis, ne nous permet pas de donner les règles qui nous dirigent dans l'emploi des verres combinés ; les foyers divers de ces instruments de prothèse ; les cas qui en nécessitent l'usage ; les modifications obligées suivant les sujets, enfin l'exposé des moyens que nous avons trouvés pour arriver à de si heureux résultats.

Cette obligation sera par nous remplie prochainement dans un travail spécial et plus développé. Nous y démontrerons que, si l'art de guérir, à son origine, fut essentiellement topique et chirurgical, au point de vue du traitement actuel des affections de l'œil, on pourrait dire que la thérapeutique oculaire est encore à son berceau ; nous y exposerons les fruits de notre expérience et de notre pratique de trente années, ainsi que les théories que nous en avons déduites; nous nous expliquerons sur la composition première des verres divers , sur l'effet de la combinaison des foyers infinis, sur les changements progressifs et variables des instruments prothétiques. Nous démontrerons enfin comment l'application de notre *méthode préventive et curative par l'emploi des verres combinés* est destinée à restreindre le nombre des opérations si douloureuses qui se pratiquent sur l'œil.

En ce moment, nous voulons seulement appeler l'attention sur notre mode spécial de guérir, PAR L'EMPLOI SEUL DES VERRES, quelques infirmités malheureusement trop répandues. Nous nous bornerons donc à des notions préliminaires et générales.

II

Et d'abord, pour apprécier les divers états normaux ou pathologiques de l'œil, l'exposition de cet organe à la lumière ne saurait être un objet indifférent à l'observateur ; le jour ne doit pas être trop vif ; car, en bien des cas, les malades ont une sensibilité très-grande, ce qui rend l'examen pénible ou impossible, autrement que dans une demi-obscurité. Le jour doit venir d'une seule lumière, afin de n'avoir pas des reflets fatigants ou des illusions d'optique, par la multiplicité des faisceaux lumineux. Enfin, si le plus souvent la lumière solaire suffit, en d'autres cas il est nécessaire d'avoir recours à des miroirs réflecteurs, des prismes, des lentilles qui condensent les rayons lumineux : tel est le cas des *amaurotiques*. Afin de constater les différents degrés de sensibilité de la rétine dans l'*amaurose incomplète*, on projette un faisceau de lumière rassemblé par un miroir exposé au soleil ; cette expérience permet de s'assurer de la contraction ou de l'immobilité de la pupille, et par suite de l'état de la rétine.

L'observateur se place vis-à-vis du malade et tourne le dos à l'ouverture de la chambre par laquelle le jour pénètre ; il examine l'aspect des yeux, leur fixité ou leur mobilité continue, leur direction vers la lumière ou d'une manière indifférente vers les points obscurs ou éclairés. Il constate la simultanéité d'action de l'appareil visuel ou le défaut de concordance des globes oculaires, la forme et la saillie de ces organes, l'aplatissement ou la convexité de la cornée. Il s'informera de la cause organique de ces changements divers ; il cherchera si la saillie de l'œil provient d'une courbure augmentée de la cornée elle-même ; les humeurs de l'œil, de la contraction des muscles intraorbitaires, de l'accroissement du coussinet graisseux dont le fond des orbites est tapissé, ou de quelques tumeurs pathologiques.

L'état de la pupille occupera ensuite l'observateur. Cette ouverture est tantôt resserrée, tantôt dilatée : ces deux modes de la pupille peuvent dépendre de l'extrême sensibilité congéniale ou morbide de la rétine, — de sorte que la diminution des rayons lumineux est alors l'indication fondamentale, — ou des adhérences pathologiques contractées par l'iris ; ou bien, enfin, d'un affaiblissement de l'organe sentant, ce qui exprime ordinairement l'élargissement de l'ouverture pupillaire.

Il ne faut pas croire que cette ouverture soit également disposée des deux côtés. Nous avons maintes fois constaté une inégalité remarquable sous ce rapport, et nous avons été conduit, d'après cela, non-seulement à annoncer d'avance aux malades les lésions pour lesquelles ils venaient nous consulter, mais encore à leur faire comprendre la raison des altérations de leur vue, dont ils ne pouvaient se rendre compte.

La couleur du fond de l'œil mérite ensuite l'attention. Est-il noir, foncé ou verdâtre comme dans le *glaucome?* Est-il rougeâtre comme dans les *congestions violentes* et les *amauroses congestives?* Il est important de distinguer les effets des rayons lumineux dans les chambres oculaires, car les images qui y sont peintes revêtent des caractères particuliers et susceptibles de faire reconnaître une *amaurose* d'une *cataracte noire* ou *commençante.*

Ainsi examiné à la faveur des connaissances des lois de l'optique, l'appareil de la vision fournira, à l'observateur, la connaissance de son état normal, ou des différentes maladies dont il peut être atteint. Ces altérations sont, ou des lésions physiques et traumatiques, parmi lesquelles on rencontre les *vices de naissance*, les *blessures diverses;* ou des lésions organiques, comme la *cataracte*, les *ophthalmies*, les *taches*, l'*hypopion*, le *glaucome*, le *staphilome*, enfin toutes les altérations profondes et lentes des tissus oculaires;

ou bien, enfin, des lésions purement dynamiques, dans lesquelles les fonctions des différents milieux de l'œil n'ont subi aucun changement, aucune perturbation dépendant d'une dégradation anatomique.

Cette dernière classe est digne de toute l'attention du praticien : elle compose sa spécialité ; elle lui offre un champ fertile en applications prothétiques, champ où il peut modifier l'action vicieuse des rayons lumineux, cause fréquente des maladies de l'œil.

Dans cette classe nous rangerons l'*amaurose*, la *myopie* et la *presbytie* ; c'est à ces trois affections que s'applique plus particulièrement notre traitement par LE SEUL EMPLOI DES VERRES ; aussi, croyons-nous devoir donner ici un aperçu de ces lésions morbides et de leur diagnostic.

DE L'AMBLYOPIE AMAUROTIQUE ET DE L'AMAUROSE.

I

On a dit de l'*amaurose* qu'elle était l'*opprobre de la médecine*.

Il n'est pas, en effet, d'affection plus fâcheuse dans ses conséquences, plus multiple dans ses formes, plus rebelle aux moyens de la médecine et de la chirurgie.

Affaiblissement à divers degrés de la vision, cette maladie se présente tantôt à un seul œil, tantôt aux deux yeux. L'*amaurose* s'annonce par une répugnance considérable contre la lumière qui paraît rouge, éclatante, et constitue la *photopsie* ; en certains cas, la couleur des corps n'est pas celle qu'ils ont réellement pour le commun des hommes : ainsi, le rouge paraît bleu ou vert. Cette forme morbide a été appelée *chroupsie*. En d'autres circonstances, il s'agit d'un accroissement insolite de la faculté visuelle : c'est l'*oxyopie*.

L'amaurose se manifeste encore sous des apparences différentes ; telle personne voit constamment voltiger des mouches, des corpuscules, des toiles d'araignées, etc. (*myodepsie*); telle autre aperçoit toujours les objets doubles (*dyplopie*) ; celle-ci fuit la lumière, et celle-là en recherche avidement tous les rayons. Mais, en général, ces diverses formes sont simplement l'annonce, le début, de l'amaurose plus forte, ou même complète.

La variété des causes et des circonstances dans lesquelles l'amblyopie amaurotique peut se produire est infinie : *Amablyopie* ou *simple affaiblissement visuel ; amaurose commençante ; amblyopie amaurotique* par *suite de contusion*, par *congestion sanguine vers la tête ; liée à des céphalalgies nerveuses habituelles ; par métastase arthritique ;* par *cause rhumatismale ;* par *abus de la vision sur des travaux fins ;* par suite de *pertes débilitantes de l'économie*, par *refroidissement et suppression de transpiration*, par suite *de la répercussion d'un exanthème* après *la suppression d'un flux sanguin hémorroïdaire ou menstruel ; par suite d'excès alcooliques*, de *l'abus de mercure*, de *lésions de l'organe digestif*, d'*affections du cœur*, de *désordres utérins ; liée à des affections spasmo-diques*, à des *affections pulmonaires*, après la *sup-pression d'un flux muqueux* ou *purulent ; con-sécutive à une apoplexie ;* par suite de l'*exposition des yeux à une lumière vive*, etc., etc.

Lorsque l'amaurose est avancée, on remarque une faiblesse considérable dans les mouvements de l'iris, une sensibilité peu vive pour la lumière. En même temps, les objets se peignent dans les milieux oculaires comme chez l'individu le plus sain, preuve que les chambres de l'œil sont in-tactes et que la lésion affecte la partie sentante, ou la rétine le plus souvent. Aussi l'observateur aperçoit trois points lumineux, dont l'antérieur est direct et représente la forme de la flamme ou de la bougie ; le second offre le même aspect, mais en sens inverse, et dépend de la réflexion des rayons lumineux opérée par la capsule pos-térieure du cristallin qui agit comme un miroir concave ; enfin, le troisième point brillant est postérieur, quoique produit par la réflexion des rayons sur la capsule antérieure, en raison des propriétés des miroirs plus ou moins convexes.

Nous avons remarqué, en certains cas, que l'*a-maurose* tenait au mode vicieux selon lequel la lumière pénétrait jusqu'à la rétine : il nous a semblé reconnaître une altération de l'humeur aqueuse et vitrée, enfin une déformation du cristallin, de sorte que les rayons solaires se trouvaient diversement réfractés et réfléchis, éparpillés dans l'œil, et par suite dispersés et confus.

Bien des faits de ce genre nous ont convaincu de l'existence d'amauroses provenant de la distribution très-vicieuse et fort multiple des rayons solaires, et, par suite, de la possibilité d'améliorer ou même de guérir ces sortes de cas, à la faveur de verres convenablement disposés.

<h2 style="text-align:center">III</h2>

Nous avons jusqu'ici parlé seulement de cas dans lesquels l'amaurose était commençante : il nous est arrivé, dans le cours de notre longue carrière, de rencontrer des sujets dont la *vue* était considérée comme *complétement perdue* depuis plusieurs années, et sur lesquels nous avons obtenu des succès inespérés, à la faveur des *verres combinés*.

Ces guérisons sont dignes du plus haut intérêt, puisqu'elles démontrent la possibilité de dissiper une maladie si rebelle jusqu'ici à tous les moyens thérapeutiques. De tels faits sont de nature à modifier considérablement la gravité du pronostic porté généralement sur l'*amaurose* même commençante, et, en les signalant, nous croyons rendre service à la science, pauvre jusqu'ici dans ses ressources, et aux nombreux malades dont le sort est si triste.

DE LA MYOPIE.

I

Cette seconde lésion oculaire mérite maintenant notre attention, tant par sa fréquence que par les résultats fâcheux dont elle est la source.

L'application précoce des yeux à des objets petits et rapprochés, source ordinaire de la myopie, n'en est pas la cause unique. On a vu parfois la myopie se manifester soudainement chez des personnes qui, peu auparavant, voyaient très-distinctement à une distance ordinaire. Elle peut avoir dans ce cas pour origine un affaiblissement visuel, dû à des altérations de l'œil ou à des désordres généraux de l'organisme qui retentissent sur l'appareil de la vision.

Il existe deux espèces de *myopie :* la myopie *mécanique* ou musculaire, et la myopie *optique* ou oculaire. La *myopie mécanique* résulte, comme le *strabisme* de la même espèce, de la brièveté primitive, ou de la rétraction active des muscles de l'œil ; le cristallin ne change pas de forme pour s'adapter à la vue à différentes distances, mais il change seulement de rapports avec la rétine et la cornée transparente, dont il s'éloigne et se rapproche alternativement.

Les moyens chirurgicaux n'ont aucune valeur contre cette maladie, et LES VERRES CONVENABLE-MENT DISPOSÉS *sont les meilleurs, ou, pour mieux dire, les* SEULS MOYENS *pour rendre la vue exacte et régulière.*

Si la *myopie mécanique* cède à la section des muscles intraorbitaires, la *myopie optique*, dépendant de la manière dont les rayons parviennent à la rétine, et des modifications sensitives et individuelles de cette membrane, il est possible, il est même presque toujours certain de rétablir la vision complète à la faveur de nos verres.

II

L'influence de ces verres n'est pas d'une faible importance. Il ne suffit pas d'en prendre de biconcaves ; il ne suffit pas même d'agrandir actuellement la force visuelle ; il faut encore appliquer des verres dont le foyer ne soit pas trop étendu, dont la divergence ne soit pas telle, que la vue perde de sa puissance première par une trop grande action des moyens de prothèse. C'est ce que les gens du monde ne comprennent et n'examinent pas assez. On ne se doute pas généralement combien il est difficile de rencontrer des verres dont le foyer soit parfaitement applicable à chacun des cas variés de myopie, et combien leur application mérite une attention particulière.

L'usage imprudent ou mal dirigé de verres ne se rapportant pas exactement au point visuel peut occasionner un trouble, et même un dérangement complet des facultés de l'organe si sensible de l'œil. Trop fréquemment, on voit des personnes qui se servent de verres achetés au hasard, fatiguent leurs yeux, modifient leur vue, et se rendent complétement aveugles. Il serait à désirer qu'elles s'adressassent à des hommes spéciaux capables de leur indiquer le verre qui convient à leur vue.

DE LA PRESBYTIE.

La *presbytie* constitue une maladie opposée à celle dont nous venons de parler ; elle consiste dans la vue des objets à une grande distance, tandis que, rapprochés, ces objets paraissent confus et sans netteté.

Résultat ordinaire de l'âge avancé et des exercices constants de la vue, la *presbytie* attaque surtout les hommes de cabinet. C'est parmi les hommes adonnés aux sciences, que nous l'avons le plus souvent rencontrée. Elle n'exige guère que des précautions hygiéniques, quand elle n'est due qu'aux progrès de l'âge, et ne marche qu'avec lenteur ; mais quand elle se déclare avant le temps, qu'elle se développe avec rapidité, elle mérite toute l'attention du praticien, car elle reconnaît sans aucun doute pour cause un affaiblissement de la vision, qui, dans un temps plus ou moins prochain, peut souvent conduire à l'*amaurose* celui qui en est atteint.

Dans ce cas, il faut soupçonner quelque dérangement des parties internes de l'œil, une compression s'exerçant à la partie postérieure du globe, ou une maladie de la partie intra-cranienne de l'appareil optique.

Et ici, l'influence des verres, combinés suivant les règles que l'expérience nous a apprises, nous a permis souvent, non-seulement de renforcer la faculté visuelle, mais encore de dissiper toute lésion, et de rétablir complétement les fonctions oculaires.

Que l'on ne nous accuse pas d'accorder une trop grande influence à ces instruments prothétiques ; si nous considérions seulement les faibles secours qu'on en a retirés jusqu'ici pour la guérison des maladies du globe de l'œil, on pourrait nous taxer d'exagération. Mais nous nous élevons contre le préjugé généralement répandu, et posons en principe que *l'influence des verres bien combinés est susceptible de guérir beaucoup de cas morbides dont la médecine n'a jamais pu triompher.*

CONCLUSIONS.

I. Nos premières guérisons par l'emploi de nos procédés datent de 1834 ; nos cures les plus remarquables ont eu souvent pour objets des personnes atteintes *depuis plusieurs années* d'affections parfois fort graves.

L'exactitude de nos principes est donc démontrée par les lésions de toutes sortes dont nous avons triomphé depuis trente années, à la faveur des verres.

Enfin, ce n'est pas seulement sur des gens du monde que nous avons appliqué notre système. Des hommes de l'art, des juges spéciaux, des sommités médicales de tous les pays, en ont éprouvé l'efficacité, après s'être confiés à nos soins. — Et c'est à la suite des résultats successifs heureusement obtenus sur les savants professeurs Lallemand, Réné, Golfin, d'Amador, Caizergues, Estor, Matter, Lordat, etc., et sur les attestations signées de ces illustres maîtres, que la faculté de médecine de Montpellier nous honorait de notre nomination dans sa séance du 19 mai 1840.

II. Nous passons sous silence les nombreux cas d'*anesthésie rétinienne*, d'*occlusion des pupilles* résultant souvent d'une *iridopériphakite*, de *panus celluleux*, *néphélions*, *hyperkératoses*, etc., que nous avons guéris.

Quant à présent, nous bornons nos affirmations aux trois affections du globe de l'œil que nous venons d'énumérer.

Nous avons une plus grande tâche à remplir pour l'avenir; nous n'y manquerons pas, et alors nous démontrerons que, même parmi les affections de l'organe visuel qui sont du domaine exclusif de la médecine, il en est qui peuvent être conjurées à leur origine, la *cataracte* par exemple ; et il en est aussi qui peuvent être guéries, dans certains cas. même à leur apogée, — nous voulons parler du *strabisme*, — par notre méthode de l'emploi des verres seuls.

Rien ne sera négligé par nous pour répandre, *urbi et orbi*, les connaissances attachées à l'application d'une découverte dont nous avons eu le bonheur de voir couronnés nos longs travaux (1).

(1) Malgré de nombreuses et minutieuses recherches, nous n'avons pu découvrir, dans les traités d'ophthalmologie que nous avons consultés, aucune donnée scientifique qui ait trait à l'*emploi des verres combinés* comme moyen curatif.

Déjà, sur divers points de l'Europe, des praticiens distingués se sont livrés à l'emploi de notre méthode. Quelques-uns ont échoué, faute d'indications suffisamment étendues et de persévérance dans l'emploi des moyens mécaniques raisonnés. D'autres, — et nous citerons plus particulièrement le savant docteur Florent-Cunier, médecin-oculiste, chirurgien de l'*Institut ophthalmique* de Bruxelles, rédacteur en chef des *Annales d'oculistique* et de l'*Encyclographie des sciences médicales*, membre des Académies de médecine de Paris, Berlin, Montpellier, Lisbonne, etc., qui a exposé d'une manière aussi brillante que lucide divers cas de guérison par notre méthode, dans des lettres au docteur Serre, que le célèbre professeur a bien voulu nous communiquer; — d'autres, disons-nous, ont pleinement réussi, même dans des cas difficiles, apportant ainsi une consécration nouvelle à notre découverte.

Quoi qu'il en soit, si nous avons pu faire comprendre qu'il existe des moyens simples, ni sanglants ni médicamenteux, de remédier à une foule de maladies oculaires, nous aurons atteint le principal but que nous nous étions proposé.

FIN.

N. B. — On peut consulter M. Philippe les *Lundi* et *Jeudi*, de midi à 3 heures, rue Chauchat, n° 12, à Paris.

TABLE DES MATIÈRES.

CORBEIL. — TYP. ET STÉR. DE CRÉTÉ.